DISSERTATION
SUR
LES MALADIES HÉRÉDITAIRES.

DISSERTATION
SUR
LA QUESTION...

Comment ſe fait la tranſmiſſion des Maladies héréditaires?

Par M. LOUIS Maître-ès-Arts, Chirurgien de l'Hôpital Général de Paris à la Salpêtriere, Aſſocié de l'Académie Royale de Chirurgie, &c.

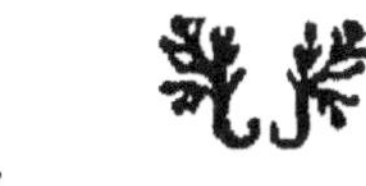

A PARIS,

Chez DELAGUETTE, Imprimeur de l'Académie Royale de Chirurgie, rue S. Jacques, à l'Olivier.

M. DCC. XLIX.

Avec Permiſſion & Approbation.

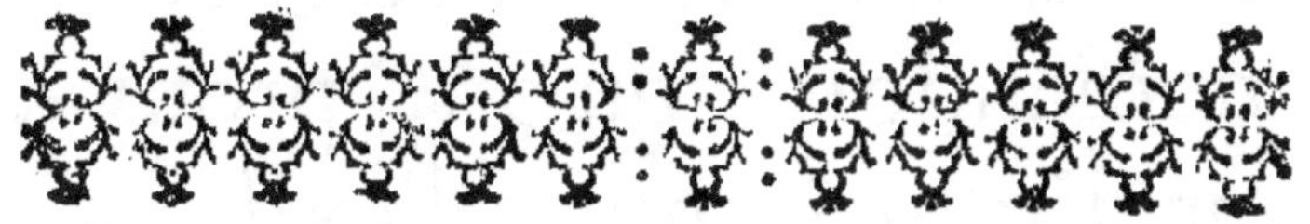

AVERTISSEMENT.

L'Académie des Siences établie à Dijon avoit proposé pour le ſujet du prix de l'année 1748. qu'on déterminât *comment ſe fait la tranſmiſſion des Maladies héréditaires*. Cette queſtion annoncée dans les Journaux, ſervit, par hazard, de matiere à une converſation, à laquelle je me trouvai : elle fut fort ingénieuſement diſcutée; mais tous les raiſonnemens qu'on fit, me parurent fondés ſur un faux principe : je demandois qu'on prouvât préliminairement l'existence des Maladies héréditaires ; je proposai mes doutes, & on ne put leur refuser quelque attention.

Il n'en est pas de la Médecine comme de quelques autres Sciences, où souvent il vaut mieux croire sans preuve que de douter avec raison. On ne peut trop constater la réalité des objets dont doivent s'occuper ceux qui professent l'Art de guérir : ce sont sur-tout les principes d'où dérivent les régles de pratique qu'il importe le plus d'éclaircir, à raison des conséquences qui peuvent en résulter. Persuadé de cette vérité, & dans l'opinion où je suis sur les Maladies héréditaires, je pensai qu'il pourroit n'être pas inutile d'informer l'Académie de Dijon, des difficultés qui accompagnent cette matiere. Mes occupations, & le peu de tems que j'avois pour composer mon Mémoire avant l'expiration du terme fixé pour la réception des piéces, ne me permirent pas d'envoyer un Ouvrage moins imparfait que celui que je présente aujourd'hui au Public.

Mon dessein n'a point été

de gagner le Prix de l'Académie : je crois qu'on me rendra cette justice sur le désintéressement de mes vues, lorsqu'on aura pris la peine de lire ma Dissertation. Dans la supposition même qui me seroit la plus avantageuse ; c'est-à dire, dans le cas où on regarderoit l'inexistence des Maladies héréditaires comme prouvée ; je ne pouvois prétendre au Prix : il y a un préjugé sur ce point, & il m'est tout-à-fait contraire. En 1724. un des MM. *Bernouilli* composa un Discours sur la communication du Mouvement, à l'occasion du Prix que l'Académie Royale des Sciences de Paris avoit proposé : ce Discours fut loué par ses Juges, mais ne fut point courronné : on trouva qu'il ne répondoit pas à la question du Prix : l'Académie demandoit les Loix du choc des Corps durs ; & l'Auteur débutoit dans sa Piéce par soutenir que ces corps ne pouvoient exister.

Une Question de Médecine, relative à la Pratique, n'est pas, par les raisons que nous avons dites, tout-à-fait dans le même cas : aussi présumois-je, que si mon Mémoire pouvoit inspirer des doutes légitimes ſur la Queſtion propoſée, ils mériteroient l'attention de l'Académie, & qu'en conſéquence on auroit pu remettre en Problême s'il y des Maladies héréditaires.

J'écrivis à une perſonne de Dijon, qu'un Chirurgien de mes amis avoit envoyé un Mémoire pour le Prix; portant pour deviſe ces quatre mots, *Sub judice lis eſt* : & qu'il m'avoit prié de m'informer du jugement qui en auroit été porté. On me fit réponſe que le Prix avoit été adjugé à un Médecin; mais que *le Mémoire de la perſonne pour laquelle je m'intéreſſois n'en avoit pas été éloigné ; ſa Piéce ayant été trouvée très-bonne.*

Les nouvelles publiques annoncerent quelque tems après que M. Chambon, de la Faculté de Montpellier, établi aux Vans dans les Cevénes, avoit remporté le Prix; & que les Mémoires de MM. Rey Médecin à Chaumont en Lyonnois, & *Gravier* Médecin à Parray en Charolois, avoient le plus approché de celui qui avoit été couronné.

Je fis à ce ſujet des informations, & je demandai quelques éclairciſſemens auxquels on m'a fait l'honneur de répondre; il y auroit de l'indiſcrétion à en dire davantage ; je n'ai garde d'abuſer de la confiance qu'on a eue en moi: je ſouſcris, avec beaucoup de déférence, au jugement de l'Académie: elle ne doit avoir eu pour but que de contribuer à la perfection & aux progrès de l'art de guérir: conduit par de ſemblables motifs, j'ai crû devoir réſiſter à l'amour propre qui me détournoit du deſſein de mettre au jour une Diſſertation que je n'ai point travaillée à loiſir; & à laquelle il n'eſt point convenable de faire les changemens que je déſirerois : je la préſente telle que je l'ai envoyée ; il y a beaucoup de points qui mériteroient d'être plus étendus ; mais les bornes que l'Académie prescrit, en fixant les Mémoires à n'être que d'une demi-heure de lecture, ne m'ont pas permis de traiter la matiere plus amplement : j'ai ajouté au corps du Mémoire quelques notes qui m'ont paru les plus nécessaires pour l'éclaircissement des choses que j'avance ; & j'espere qu'on ne me sçaura pas mauvais gré du Supplément que j'ai fait à cette Dissertation.

Si ce petit Ouvrage peut mériter des objections de la

part de quelques perſonnes de l'Art ; je les aſſure d'avance des ſentimens de la plus ſincere reconnoiſſance, ſi elles me font voir que je me ſuis trompé. Je ſerois particulierement curieux de lire le Mémoire de M. Chambon, & ceux de MM. ſes Collégues : oſerois-je eſpérer qu'ils publieront leurs Ouvrages ; je ne mets le mien au jour que pour les y engager : l'utilité publique & leur propre gloire les déterminera ſans doute à prendre ce parti : je ſuis fâché que l'Académie ne les y porte pas. La matiere dont il s'agit eſt très-importante ; sa discussion ne peut que tourner aux progrès de l'Art. Il n'est presque parlé des Maladies héréditaires que par simple dénomination, dans la division générale des causes des maladies : peu d'Auteurs insistent sur la cause héréditaire dans les détails pathologiques. Cette cause seroit-elle un être de raison, un vice imaginaire dont on ne parle que par habitude & sans connoissances positives ? Les Mémoires des Auteurs qui ont tenté d'expliquer la transmission de cette cauſe fourniroient des Réponſes à cette Queſtion.

DISSERTATION

Envoyée à l'Académie des Sciences de Dijon, pour le prix de l'année 1748. ſur la queſtion ..... *comment ſe fait la tranſmiſſion des Maladies héréditaires.*

L n'y a point de ſcience où les opinions différentes ſoient en plus grand nombre & plus en vogue que dans la Médecine : on ne trouve pas moins de contradictions dans les Livres qui en traitent que dans les leçons des Professeurs. Les Théories rationnelles ou *factices* que l'esprit produit en raisonnant sur les idées que l'imagination lui fournit, paroîtroient être les seules causes de ces dissensions, si l'on ne remarquoit le même désordre dans la conduite que tiennent les Médecins les moins systématiques purement attachés à la pratique de leur Profession. Nous voyons en effet les Médecins-Praticiens d'une Nation mépriser ceux d'une autre Nation, quoiqu'ils soient tous parfaitement d'accord dans la description des Maladies, de leurs signes, de leurs simptômes, & de leurs accidens : ils nous assurent tous que les qualités des remédes sont les mêmes par-tout ; ils conviennent par conséquent que les Habitans des différens pays sont sujets aux mêmes Maladies, & que les remédes produisent sur eux les mêmes effets. Une uniformité si générale dans les principes, devroit prescrire à tous les Médecins les mêmes loix dans l'Art de guérir : la complexion des Habitans des différens pays & leur façon de vivre, qui servent d'excuses aux différentes méthodes de pratiquer, ne devroient y apporter que quelques modifications particulieres, incapables de détruire les régles fondamentales.

M. Quesnay dans le discours préliminaire de son nouveau Traité sur l'Œconomie Animale, attribue ce trouble à l'assujettissement servile des Médecins à la pratique populaire qui domine dans chaque Nation : ces différentes pratiques nationales sont protégées par les préjugés des Peuples, & soutenues par l'exemple & l'autorité des Médecins les plus employés. Le grand exercice de la Médecine procure à ceux-ci une habitude, qui, en les rendant plus expéditifs dans la pratique, ne les rend que plus redoutables; lorsqu'ils ne sont pas suffisamment instruits des vrais principes de l'Art.

Les principes qui forment la vraie Théorie de la Médecine ne s'acquiérent que par des recherches pénibles, & des travaux longs & difficiles. Cette Théorie n'eſt point une ſcience purement ſpéculative qui ne fournit que des connoiſſances inſuffiſantes, obſcures, équivoques, & qui ſont d'autant plus dangereuſes qu'elles ſont plus ſéduiſantes : la Théorie doit être expérimentale ; elle doit être rigoureuſement aſſujettie aux connoiſſances que les Médecins de tous les ſiécles ont tirées de la pratique même. Les principes de l'Art doivent être le fruit de l'expérience ; ce n'eſt point de l'expérience d'un ſeul homme, livré trop ſouvent à l'habitude & à la routine ; mais de l'expérience des Médecins de tous les ſiécles, qu'on peut acquérir par l'étude, & en formant des dogmes sûrs & exacts par la combinaison des observations & des découvertes particulieres. Les lumieres de l'Anatomie & de la Physique expérimentale doivent servir à développer les faits indéterminés qu'on trouve dans les Auteurs : mais l'étude de ces faits, & l'appréciation qu'ils exigent, demandent un travail pénible & assidu, auquel on substitue des conjectures ou vraisemblances qui éblouissent, qui paroissent fort lumineuses & fort exactes, & qui jettent dans des fausses routes. Ce sont ces opinions qui autorisent les Médecins à se condamner mutuellement; elles sont le fondement des pratiques discordantes qui peuvent faire envisager ceux qui les suivent comme des hommes imprudens, qui décident de la vie de leurs Concitoyens ſur des idées contradictoires que la prévention ſuggére, & qui ſouvent ſont toutes également inſoutenables.

La queſtion propoſée par l'Académie, qui demande qu'on détermine *comment ſe fait la tranſmiſſion des maladies héréditaires*, eſt ſuſceptible de pluſieurs explications ingénieuſes fort diſcordantes, parce que chacun peut établir des conjectures ſur ſes idées particulieres : mais le fondement de cette propoſition ne paroît inſpirer aucun des ſoupçons qui naiſſent naturellement de l'infidélité des différentes pratiques, & de l'incertitude des fausses doctrines qui se sont insinuées dans la Médecine. En effet, les Médecins de tous les âges, de toutes les Nations, les spéculatifs & les Praticiens, ceux avec qui nous vivons, les modernes, les anciens, & ceux des tems les plus reculés, les premiers Législateurs de notre Art; tous ont admis les maladies héréditaires.

En faisant des recherches pour me mettre en état de pouvoir donner quelque chose de satisfaisant sur la question que l'Académie propose, j'ai tâché de découvrir quels étoient les motifs qui ont pû si généralement persuader les Auteurs de cette transmission Morbifique: je n'ai apperçû sur ce point que des allégations vagues, qu'une tradition reçue aveûglement & transmise de siécle en siécle, sous l'autorité de quelques faits particuliers, dont les différentes circonstances paroissent n'avoir point été assez exactement observées.

Je me suis rappellé à ce sujet, ce que dit un grand Académicien, le célébre M. de Fontenelle, sur la nécessité de s'assurer des faits avant que d'en chercher la cause. De grands Physiciens, dit cet Auteur, dans son Histoire des Oracles, ont fort bien trouvé la raison pourquoi les lieux souterreins sont chauds en hyver & froids en été; & d'autres (qu'il qualifie de plus grands Physiciens) ont trouvé que cela n'étoit pas. La question des maladies héréditaires peut être dans le même cas ; & en me proposant d'envoyer un mémoire sur cette matiere à l'Académie des Sciences de Dijon, j'ai crû devoir éviter le reproche d'avoir trouvé la cause de ce qui n'est pas. Je sçai avec quelle facilité l'esprit se laisse éblouir par l'imagination lorsqu'elle bâtit un systême : il satisfait sa vanité & sa curiosité en croyant pénétrer les mystères de la nature & découvrir la cause d'une multitude de phénomènes qui avoient échappés aux recherches des autres hommes. Aussi-tôt que l'esprit a saisi la liaison de quelques idées qui le préviennent, avec d'autres qui se prêtent successivement à lui, il est conduit par une suite de rapports à un enchaînement de causes & d'effets, dont le méchanisme est si clairement représenté, qu'il ne doute point que la nature n'agisse de la même maniere dans la production des effets qui frappent les yeux & qui sont représentés dans l'imagination : ce sont les propres paroles de M. Quesnay, qui remarque (*Loc. citat.*) qu'on ne s'est livré à ces théories, que parce qu'elles dispensent d'acquérir des connoissances réelles, & que ces productions ne surchargent pas la mémoire. Il suffit en effet de tenir le fil qui lie toutes les parties d'un systême, pour retrouver toujours le même enchaînement d'idées.

J'ai crû pouvoir m'étayer de l'autorité d'un Grand Maître pour démontrer que la justesse des conséquences logiques, n'établissoit point la certitude de nos connoissances; mais qu'elle consistoit dans l'évidence de la réalité même des objets de nos recherches. Il faut donc, avant que de chercher la solution du problême proposé, examiner s'il y a vraiment des maladies héréditaires; & afin de lever toute équivoque, il est à propos de s'expliquer d'abord sur ce qu'on doit entendre par *maladie héréditaire.*

Je ne donnerai point, avec quelques Auteurs, ce nom à certaines maladies que les enfans apportent en naissant & dont les parens sont actuellement attaqués. Qu'une femme, par exemple, infectée du Virus Vénérien accouche d'un enfant ſur lequel on voye les ſignes de la Maladie que produit la débauche ; pourra-t'on dire qu'en cet enfant la vérole eſt une maladie héréditaire ? non ſans doute : c'eſt une maladie acquiſe ; c'eſt une maladie qui lui a été communiquée : la mere & l'enfant ſont en communication mutuelle de liqueurs ; le vice des humeurs de la mere doit donc néceſſairement influer ſur la ſanté de l'enfant. Le commerce réciproque des fluides doit produire ſur l'enfant les mêmes ſimptômes que ceux dont la mere eſt attaquée ; parce qu'ils ſont l'un & l'autre atteints de la même maladie : on ne doit pas la regarder comme héréditaire dans l'enfant, puiſqu'il l'a acquiſe de ſa mere, par communication, de la même maniere qu'un enfant né de parens fort ſains, pourroit gagner le même mal de ſa nourrice qui en ſeroit infectée.*

* Toutes les perſonnes avec leſquelles j'ai conféré ſur les maladies héréditaires, m'ont d'abord objecté la naiſſance d'un enfant qui porte les marques de la maladie Vénérienne dont la mere eſt atteinte : cette objection n'eſt point relative à la queſtion. Dans la diviſion générale des cauſes des maladies, les Pathologiſtes diſent, qu'elles viennent par *Succeſſion* ou par *acquiſition*. Mais la maladie Vénérienne qu'un enfant apporte en naiſſant, eſt une maladie d'acquiſition, ſi le germe n'en étoit point attaqué ; car la communication de la maladie poſtérieure à la fécondation, forme une acquiſition propre & individuelle. La maladie communiquée au fœtus dans le ventre de ſa mere, n'eſt pas plus héréditaire,

La santé du grand Descartes qui a été vingt ans chancelante par la mauvaise disposition que sa mere lui avoit communiquée, nous fournit un exemple trop favorable à la transmission des maladies héréditaires, pour le passer sous silence. Voici comme ce Philosophe s'ex-

que la même maladie que la mere auroit acquise après la naissance de l'enfant, & qu'elle lui auroit communiquée en l'allaitant. *L'Académie* en demandant l'explication des transmissions morbifiques héréditaires, n'a pû certainement entendre la question que comme je la représente. Si on l'envisage sous un autre aspect, la Galle qu'un fils gagneroit de son pere seroit une maladie héréditaire, & ainsi de toutes les maladies contagieuses. On ne peut, je pense, prêter raisonnablement cette idée aux Académiciens qui ont fait choix de la question du prix.

plique à ce ſujet dans ſa 23e. lettre, tome premier.

» Etant né d'une mere qui mourut quelques jours après ma naiſſance d'un mal de poulmon, cauſé » par quelques déplaiſirs, j'avois » hérité d'elle, une toux ſéche & une » couleur pâle, que j'ai gardée juſqu'à l'âge de plus de vingt ans, & » qui faiſoit que tous les Médecins » qui m'ont vû avant ce tems-là, me » condamnoient à mourir jeune; » mais je crois que l'inclination » que j'ai toujours eue à regarder » les choſes qui ſe préſentoient du » biais qui me les pouvoit rendre » les plus agréables, & à faire que » mon principal contentement ne » dépendît que de moi ſeul, eſt » cauſe que cette indiſpoſition qui

» m'étoit comme naturelle, s'eſt » peu à peu entiérement paſſée.

L'expoſition de la théorie des Auteurs qui ſe ſont un peu étendus ſur les maladies héréditaires, fera juger ſi les cas que je viens de rapporter ſont relatifs aux idées qu'ils ont eues ſur cette queſtion.

Ils ne prétendent pas qu'on doive remarquer une ſucceſſion conſtante d'une maladie dans une famille : une pareille opinion ſeroit démentie par les expériences les plus autentiques. Pour la renverſer, il ſuffiroit à tout homme de jetter les yeux ſur ſoi-même, & ſur ſes freres & ſœurs ; & de regarder ce qui ſe paſſe ſur ce fait dans les familles de ſes amis & de ſes voiſins : mais on penſe que les

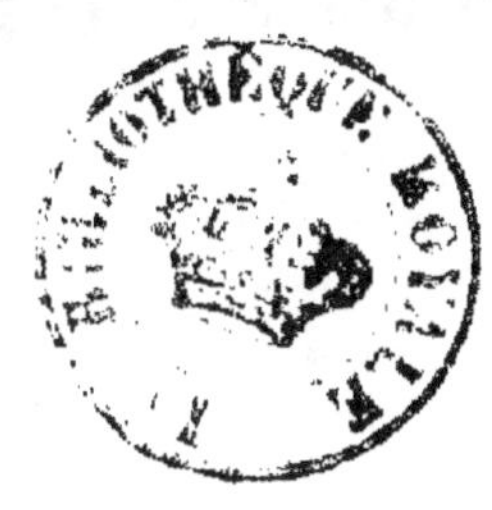

parens ne transmettent à leurs enfans, que la disposition à telle ou à telle maladie ; c'est cette disposition que les Auteurs croyent héréditaire, ensorte que les parens peuvent l'avoir reçue de leurs ayeux & la transmettre à leur postérité sans avoir eux-mêmes jamais été attaqués de la maladie que cette disposition pouvoit produire ; parce que leur tempérament particulier, & les différens usages qu'ils ont faits des choses non naturelles,* ont pû changer en eux cette mauvaise disposition.

* Les choses non naturelles sont six : l'Air, les Alimens, le Travail & le Repos, le Sommeil & la Veille, les Excrétions retenues ou évacuées, & les Passions de l'ame. Le bon usage de ces

On voit, par le précis de cette Doctrine, que le vice héréditaire, s'il y en a, doit se trouver dans le germe antérieurement à sa fécondation; & que différentes causes extérieures, dont les modifications peuvent être infiniment variées, pourroient substituer la succession, & ne la transmettre, par *ex*, qu'à la centiéme génération. De-là on doit conclure, que la mauvaise disposition d'un enfant provenue du mauvais état actuel que ses parens ont contracté, n'est point un héritage; puisqu'elle lui est communiquée postérieurement à la fécondation du germe dont il a été produit.

choses, entretient la vie & la santé, leur excès ou leur mauvaise qualité alterent l'une & abrégent l'autre.

Telle est la circonstance dans laquelle est né M. Descartes. C'est ainsi que le Virus Vénérien, dont un homme & une femme sont infectés, ne se transmet qu'à l'enfant dont le germe a le malheur d'être fécondé dans la triste circonstance où sont ses parens : je ne crains point qu'on suppose que les germes des enfans à naître, & qui doivent former les postérités directes & collatérales de l'enfant actuellement attaqué de cette maladie dans le ventre de sa mere, en ayent reçû de mauvaises dispositions; c'est cependant ce qui devroit arriver : l'imagination, si féconde d'ailleurs à admettre des possibilités, se perd, & l'esprit ne peut la suivre jusqu'au point où elle commenceroit à s'égarer dans l'étendue que présenteroit une pareille supposition.

Pour développer parfaitement cette question, il seroit nécessaire d'entrer dans des détails sur le méchanisme de la génération : mais cette fonction de la nature, pouvant être regardée jusqu'à présent comme un mystère impénétrable ; on ne pourroit que hazarder différentes opinions illusoires, qui séparément semblent répondre à tous les phénomènes, & dont on voit tout le vuide, quand on les compare les unes avec les autres. L'Analogie pourroit cependant inspirer quelques probabilités : la production des plantes, & ce que de Sçavans Botanistes * ont observé sur

* Et nommément M. Bernard de

la fécondation des ſemences, pourroit donner lieu de diſſerter avantageuſement ſur la fécondation des œufs des animaux : la reſſemblance qui ſe trouve entre eux & les plantes dans les effets de la génération qui ſe laiſſent appercevoir par les ſens, ſerviroit de fondement à ce ſyſtême : mais ſans prendre de parti ſur une matiére épineuſe, qui ne peut être traitée auſſi en racôurci qu'il ſeroit néceſſaire de le faire, pour ne pas tranſgreſſer les bornes preſcrites par l'Académie *; je me reſtreins à préſenter une alternative ſur la génération : le raiſonnement eſt fort ſimple. Ou les germes indi-

Juſſieu, de l'Académie Royale des Sciences, Docteur en Médecine de la Faculté de Paris, &c.

* On fixe les piéces à une demie-heure de lecture.

viduels se forment successivement; ou il faut admettre une génération simultanée. Je m'explique: Ou tous les hommes naissent successivement les uns des autres, en sorte que le germe du fils doit sa formation à la vertu productrice de son pere; ou le premier homme contenoit tous ceux qui sont sortis de lui, & qui doivent sortir successivement les uns des autres; en sorte que les productions successives ne soient qu'un simple développement des germes formellement existens par gradation de plus petits en plus petits, & distribués les uns dans les autres.

Dans cette opinion de la génération simultanée, ou du développement successif des germes renfermés les uns dans les autres à l'inſtant de la création du premier homme, les déſordres de l'œconomie animale doivent s'acquérir particuliérement par chaque homme : toutes les maladies ſeront individuelles, puiſqu'elles doivent être poſtérieures à la formation des germes qui n'ont reçu aucune altération dans leur principe, à moins que certaines ſuites de germes n'ayent été affectées vicieuſement dans la création ; ce qui feroit l'effet d'une volonté particuliere & déterminée du Créateur : mais cela ne doit, ni ne peut être ſuppoſé.

Dans le ſentiment de la production ſucceſſive, dont la probabilité excluſive pourroit être aſſurée

ſurée par beaucoup de raiſons poſitives, & par des argumens négatifs de l'opinion de la génération ſimultanée ; il n'y auroit point de maladies héréditaires, puiſque la portion génératrice d'un corps formée dans le germe, ſeroit produite par l'organiſation même du corps qui a fourni ce germe ; & cette portion organiſée du germe ſeroit le principe de l'organiſation d'un nouveau corps. Dans cette hypothèſe les germes des neveux n'éxiſtoient point dans les ayeux ; les maladies auſquelles ceux-ci étoient ſujets, ne peuvent par conſéquent être tranſmiſes à leur poſtérité, du moins par ſubſtitution.

Il reſte à ſçavoir ſi un germe peut acquérir une diſpoſition morbifique dans l'inftant de fa fécondation. Le fait fuivant détruit cette idée. J'ai vû un homme qui dans un voyage eut affaire à une fille qui lui communiqua la V. dont les fimptômes ne parurent qu'après avoir habité avec fon époufe : celle-ci devint groffe, & eut le bonheur de ne point contracter la maladie dont fon mari étoit atteint. Il fe fit traiter dès qu'il en apperçut les premiers fignes ; la femme & l'enfant fe font toujours bien portés. *

Mais ne nous en tenons point aux dehors de la queftion ; entrons dans quelques détails en recher-

* Cet exemple n'eft point unique ; il pourroit être confirmé par cent autres.

chant ſommairement les cauſes qui donnent lieu aux maladies qui paſſent communément pour être héréditaires. Telles ſont la pierre, la goutte, la phthiſie, & autres dont il ſera inutile de parler, lorſque nous nous ſerons expliqué ſur ces trois principales.

Cauſes premieres de la Pierre & méchaniſme de ſa formation.

Tout les hommes portent en eux les premiers principes de la Pierre. Pour réparer les pertes & les diſſipations continuelles qui ſont les ſuites néceſſaires du mouvement & du jeu des parties par leſquels les hommes ſubſiſtent, ils ſont obligés de faire uſage d'alimens, qui, au moyen de diverſes préparations, ſe convertiſſent en leur propre ſubſtance. Les humeurs que les alimens reproduiſent contiennent des parties Terreſtres, des ſels fixes & des ſouffres, qui ſubiſſent, par l'action des vaiſſeaux, divers changemens; & qui enfin devenus inutiles ont beſoin d'être évacués, & deviendroient nuiſibles s'ils ne l'étoient pas. La voye des urines entraîne toutes ces ſuperfluités groſſieres de la maſſe du ſang : mais ſi les principes qui compoſent cette liqueur excrémenteuſe viennent à contracter une union étroite, elle formera un corps compacte & ſolide connu ſous le nom de pierre.

La ſtaſe ou le croupiſſement de l'urine ſuffit pour cette union; une expérience très-commune le fait appercevoir tous les jours dans les vaisseaux où on laisse séjourner cette liqueur : lorsqu'elle est refroidie, elle se décompose, & laisse dans le fonds & sur les côtés du vase une matiere grossiere qu'on appelle le *sediment* de l'urine. Cette croute paroît faite d'une terre vitrescible, d'un sel Tartareux & ammoniacal, & d'une huile muqueuse & fœtide qui lie les autres parties.

Pour être attaqué de la pierre, il suffit donc que les principes qui entrent dans la composition de l'urine fassent corps. Cette union se fait ordinairement dans les reins par la décomposition d'une très-petite portion d'urine. Le germe de la pierre peut se former aussi dans la vessie par le croupissement de l'urine dans quelques poches, cellules ou rugosités qui sont naturelles à quelques sujets. Quelque peu que l'urine y séjourne, elle sera un principe de pierre; parce que ces parties intégrantes en se rapprochant & s'incorporant, pour ainsi dire, les unes dans les autres, forment des corps plus ou moins compactes suivant les principes qui prédominent & qui sont plus ou moins capables de cimenter leur assemblage commun: de-là vient la différence de pierres: celles qui s'écrasent si facilement entre les tenettes dans l'opération de la taille, ne doivent, sans doute, leur mollesse, qu'au défaut des mucilages & des souffres, qui, dans d'autres personnes, lient & mastiquent tellement les principes salins & terrestres, qu'il en résulte des concrétions d'une solidité étonnante : on en voit même qui paroissent métalliques, & qu'on prendroit pour une masse de mine de fer très-compacte & très-dure.

Les enfans & les vieillards sont très-sujets à la pierre : parce que leur tempérament est foible, & que leurs fibres ont trop peu d'action. Dans les enfans le jeu organique des vaisseaux n'est pas fort : il faut que les solides cédent aux sucs qui les dilatent & qui les étendent pour l'accroissement ; de-là la possibilité du séjour de la matiére urinaire dans quelques mammelons des reins : la décomposition de l'urine produit le noyau d'une pierre ; elle augmente par l'addition des couches tartareuſes, ſalines, terreſtres, autour du germe produit dans les reins par la débilité de l'action des vaiſſeaux. La même choſe arrive dans les vieillards, parce que leurs fibres ſont ſéches & racornies, & par conſéquent peu capables d'agir ſuffiſamment ſur les matiéres contenues dans les vaiſſeaux. Le tempérament des uns & des autres eſt donc généralement foible, privé d'une chaleur ſuffiſante qui tiendroit en mouvement toutes les parties de l'urine, lui conſerveroit ſa chaleur & ſa tranſparence, & qui empêcheroit la réunion de ſes principes, ſource fatale des concrétions pierreuſes.

On ne peut pas douter que la façon de vivre ne contribue beaucoup à la production des pierres : on sçait par expérience que l'usage de certains alimens, comme du fromage, des boissons spiritueuses, des ragouts fort épicés ; des fruits cruds, &c. sont les causes éloignées de cette terrible Maladie.

Je ne parle point ici des causes étrangéres & occasionnelles de la pierre, telles que seroient l'introduction d'un corps étranger dans la vessie, les obstructions du canal de l'uréthre, &c. parce qu'elles n'ont rien de commun avec le sujet de la question des Maladies héréditaires.

Plus je cherche à pénétrer comment une diſpoſition calculeuſe pourroit être héréditaire, moins j'en apperçois la poſſibilité. Nous avons des obſervations d'enfans venus au monde ayant des ſables & des pierres dans la veſſie, quoique les parens ne fuſſent en aucune façon attaqués de cette Maladie, ni d'aucun ſimptôme qui puiſſe y avoir le moindre trait. Ces faits ſont fort rares, & par conſéquent on peut me les faire excepter : d'ailleurs dans l'opinion des Maladies héréditaires, il ne ſe fait tranſmiſſion que d'une diſpoſition à la Maladie : en quoi conſiſtera cette diſpoſition dans le fils d'un calculeux ? Le tempérament des enfans qui naiſſent d'un même pere, & d'une même mere eſt preſque toujours différent ; les uns ſont bilieux, les autres ſanguins ; les uns ſont gais, vifs ; les autres ſérieux, peſans : ces différences d'humeur, de caractere & d'inclination dans les freres & ſœurs, ſont des ſuites de la différence des tempéramens ; & elle dépend peut-être moins de la conſtitution primitive ou radicale, qui paroît devoir être la même dans tous les enfans ; que d'une diſpoſition acquiſe par la combinaiſon infiniment variée de toutes les choſes extérieures ; comme du tems où un enfant eſt né, de ce qu'il a plus ou moins ſouffert en naiſſant, de l'état de plénitude plus ou moins grande des vaiſſeaux à l'inſtant de ſa naiſſance, de la qualité du lait de sa nourrice, de l'air plus ou moins épais qu'il aura respiré dans les premiers tems, &c. on ne finiroit point à faire l'énumération de toutes ces circonstances différentes, dont on ne pourroit en outre pénétrer toutes les diverses modifications. Il ne faut donc pas s'étonner que les tempéramens soient si différens dans une famille, s'ils dépendent de tant de choses extérieures. C'est néanmoins dans notre tempérament que se trouvent la source & le principe de toutes nos Maladies; parce qu'il nous rend plus ou moins disposés à la production des effets des causes morbifiques : l'action des fibres plus ou moins forte & vigoureuse, façonne & modifie différemment les humeurs de notre corps ; ces humeurs agiſſent ſuivant leur qualité, & ſuivant leur quantité ſur les ſolides dans leſquels elles ſont contenues, & elles en déterminent diverſement les actions : de-là viennent les complexions particulieres qui mettent tant de différence entre les hommes, tant par rapport aux diſpoſitions du corps qu'aux caracteres de l'eſprit.

Or, ſi la diverſité des tempéramens n'eſt point héréditaire ; comment les Maladies qui en ſont les ſuites pourroient-elles ſe tranſmettre par les parens ? Le fils d'un pierreux peut très-naturellement ne pas ſe trouver dans le cas de ſon pere, & avoir les vaiſſeaux des reins dans une tenſion ſuffiſante pour conſerver la chaleur requiſe, & empêcher la coagulation des matieres qui ſe filtrent dans ces viſcères. Si cet homme devient ſujet à la pierre, pourra-t'on dire que cette diſpoſition ne lui eſt point propre & individuelle, puiſque la combinaiſon des différentes cauſes extérieures auroit pu le ſouſtraire à cet accident ?

Nous avons un exemple de ce fait dans *Montaigne*. Le pere de cet Auteur mourut très-affligé d'une groſſe pierre qu'il avoit dans la veſſie : il ne s'apperçut de ſon mal que dans la ſoixante-ſeptieme année de ſon âge, n'ayant ſenti aucune douleur aux reins ni dans les côtés, ni ailleurs avant ce tems.

là ; ayant toujours joui d'une parfaite ſanté : il a vêcu ſept ans depuis ſon incommodité, traînant une vie très-douloureuſe. *Montaigne* né vingt-cinq ans avant que ſon pere ſe ſentît attaqué de la Maladie dont on vient de parler, pendant ſa plus vigoureuſe ſanté, le troiſieme de ſes enfans en rang de naiſſance, paroît avoir hérité de cette qualité pierreuſe : il demande comment lui ſeul eſt attaqué de la pierre parmi tant de freres & de ſœurs tous nés d'une même mere ? comment la légere ſubſtance dont ſon pere le bâtit, lorſqu'il étoit ſi éloigné du mal, portoit-elle une impreſſion qui a pû reſter ſi longtems cachée en lui, qu'il ne s'en eſt reſſenti qu'à l'âge de quarante-cinq ans ? La ſolution ſatisfaiſante de ces difficultés me paroît impoſſible, après tout ce qui a été dit.

Goutte héréditaire en apparence.

La Goutte eſt une maladie très-fâcheuſe qui paroît conſiſter dans l'inflammation des artéres limphatiques des ligamens & des membranes des articulations des pieds, des mains, &c. il n'y a guéres que les perſonnes oiſives & livrées au plaiſir & à la bonne chere qui en ſoient attaquées. Celles qui travaillent beaucoup corporellement, & qui n'ont point les moyens de ſuivre, dans l'apprêt de leur repas, les codes qui contiennent l'art & la méthode de faire manger au-delà du néceſſaire, ou celles qui en ignorent les formules, ſont peu ſujettes à cette maladie, dont on peut voir dans les pathologies les différentes cauſes intérieures & externes. Il me ſuffira de rapporter une obſervation relative à la Queſtion des Maladies héréditaires.

Je connois une Famille dont le Chef eſt un yvrogne en titre; qualité qu'il a héritée de ſes Peres, qui ont été, ainſi que ſui, fort affligés de la Goutte, de même que ſon frere. Son ſecond fils a reſſenti avant l'âge de majorité les premieres attaques de cette fâcheuſe maladie : l'aîné & le troiſiéme n'en ont aucunes atteintes, & ſe portent fort bien : ils n'ont point été élevés dans la maiſon parternelle, ils n'ont point l'inclination *héréditaire* * de profcrire

* De pareilles inclinations ne peuvent être dites héréditaires que dans un fens moral. Ces fortes de vices ne dépendent point de la conftitution organique, ils s'acquierent par le mauvais exemple des parens, & font quelquefois les effets de leurs défirs. Un homme adonné au vin, exhorte, fans doute, fon fils à un défaut auffi capital, dès qu'à cette occafion il a pour lui des complaifances qu'il n'a point pour fes autres enfans. On n'a que trop d'exemples de ces motifs vicieux de prédilection des peres envers leurs enfans. Il nous fera permis d'en citer un exemple public, pris de l'Hiftoire de l'Académie Françoife dans l'Eloge de M. Voiture (*a*).

» Son Pere étoit Marchand de Vin » en gros fuivant la Cour, homme qui » aimoit la bonne-chere, & fort connu » des Grands. Il avoit trois fils, un » aîné qui mourut jeune; celui-ci qui

(*a*) Hift. de l'Acad. Françoife, la Haye 1688. pag. 196.

l'eau de leurs boiſſons ordinaires.

Il n'y auroit aſſurément point

» étoit le ſecond, qu'il n'aimoit point, » & dont il avoit accoutumé de dire » qu'on l'avoit changé en nourrice, » parce qu'il ne bûvoit que de l'eau, » étant de fort foible complexion : & » enfin un cadet qu'il aimoit fort ten- » drement, parce qu'il étoit bon com- » pagnon comme lui, & qui mourut » depuis à la guerre au Service du Roi » de Suede, après avoir fait de fort » bonnes actions. «

Cette tendreſſe étoit fondée ſur la conformité d'inclination & de conduite. Ceux qui ſoutiennent l'exiſtence des Maladies héréditaires diroient-ils que la conduite de ce troiſiéme fils étoit une ſuite d'un penchant inné, & un effet de la diſpoſition des organes du corps qui lui auroit été tranſmiſe par ſon pere ? Mais ce raiſonnement eſt détruit par le ſeul fait, puiſque cette prétendue tranſmiſſion n'a pas eu lieu à l'égard des autres enfans.

de trait plus frappant en faveur de la ſucceſſion conſtante des Maladies dans une famille, ſi cet homme n'avoit point d'autres enfans que ſon fils le goutteux, ou ſi les autres euſſent contracté la paſſion de boire du vin avec excès; ce qui auroit très-probablement produit en eux les mêmes effets : parce que l'uſage immodéré du vin coagule les ſucs limphatiques, & les rend incapables de paſſer librement dans des tuyaux d'une petiteſſe infinie, tels que ſont ceux des parties qui ſont le ſiége de la goutte.

De la Phthiſie, ſi elle eſt héréditaire.

La Phthiſie ou Conſomption eſt une Maladie qui paſſe très-communément pour héréditaire.

Elle peut être l'effet d'une grande quantité de causes différentes dont on peut voir le détail dans l'excellent Traité de M. Morton, intitulé : *Phthisiologia, seu tractatus de Phthisi* ; ainsi avant de juger si la Phthisie, dont toute une famille sera attaquée, est héréditaire ; il seroit à propos de sçavoir qu'elles peuvent avoir été les sources différentes de cet accident dans chaque particulier. Le célébre Auteur dont nous parlons, en traitant des causes de la Phthisie pulmonaire originelle (Capit. 1. Lib. 2.) n'oublie point la disposition héréditaire : on nous permettra d'en rapporter le texte........ *Dispositio etiam hæreditaria sæpè sæpiùs Phthisim pulmonarem infert*, *cùm omnibus ſit ſatis notum, natos à Phthiſis parentibus in eundem morbum eſſe proclives.* J'admets les faits qui ſont le fondement de la propoſition ; & je dis que cette diſpoſition originelle n'eſt point une Maladie héréditaire, puiſqu'on ſuppoſe les parens actuellement attaqués de Phthiſie : tel eſt le cas où étoit la mere de *Deſcartes*, lorſqu'elle mit au monde ce grand Philoſophe. Voyez ci-devant pag. 15. & 16.

Au reſte il ne ſeroit pas étonnant que cinq ou ſix enfans d'un même pere & d'une mere, nés avant que leurs parens devinſſent phthiſiques, mouruſſent enſuite de cette Maladie. Un pareil exemple n'établiroit point une diſpoſition héréditaire à la phthisie. Cette Maladie est des plus contagieuses, & il suffit que quelqu'un l'ait contractée dans une famille pour en faire périr plusieurs autres qui auront été en communication avec lui. M. Falconnet le pere, dans un Traité de Médecine sur différens sujets, intitulé : *Systême des Fiévres, &c.* rapporte qu'un Seigneur (Le Marquis d'Urfé) revenant de Flandres avec un Gentilhomme phthisique dans une Chaise à deux places, dont les glaces furent toujours levées à cause de la rigueur de la saison ; mourut d'un ulcére au poulmon comme la personne qui l'accompagnoit. Ce fait pourroît être confirmé par beaucoup d'autres qui prouvent le danger de devenir phthisiques que courent les personnes exposées à respirer l'air qui a passé dans les poulmons ulcérés d'une autre personne. Le levain communiqué sera effet plutôt ou plûtard selon son activité, & selon que les parties du poulmon où il sera fixé & cantonné, seront plus ou moins susceptibles de l'inflammation qui doit prédéder la formation de l'ulcere ; en supposant que l'action des miasmes contagieux se porte en entier sur les parties solides.

CONCLUSION. ENFIN la mauvaise disposition qui seroit héréditairement imprimée dans un germe doit affecter les parties solides ou les liqueurs. Peut-on supposer un vice humoral dans

dans un germe ſans en concevoir la deſtruction ? D'ailleurs quand cette diſpoſition ne ſeroit point un obſtacle à la fécondation du germe ; un vice humoral ne paroît point pouvoir être une cauſe déterminée de telle maladie ; parce que pluſieurs maladies eſſentiellement différentes peuvent être produites indiſtinctement par une même cauſe ; de même que beaucoup de cauſes différentes peuvent produire indiſtinctement la même maladie : ainſi une cauſe humorale héréditaire pourroit agir de façon à ne pas paroître telle : il faudroit donc, par cette ſeule raiſon, uſer bien librement du privilége de deviner, pour aſſurer qu'une telle maladie eſt ou n'eſt point héréditaire.

Si les diſpoſitions ſuppoſées héréditaires affectoient les parties ſolides, elles ſe manifeſteroient d'abord; ce ſeroit dans la formation même des parties, par le développement des vaiſſeaux qui les doivent compoſer, que l'on devroit s'appercevoir des déſordres héréditaires. Un viſcère dont la trame organique ſeroit mal diſpoſée, pourroit-il exercer, pendant 50 ans, par exemple, ſes fonctions avec toutes les apparences & tous les avantages de la meilleure conſtruction? Les effets de pareilles diſpoſitions vicieuſes paroiſſent devoir être inévitables; ce qui ne s'accorde point avec la doctrine de ceux qui croyent aux ſucceſſions morbifiques. Les boſſus font des enfans fort droits, & les aveugles ont des poſtérités fort clairvoyantes ; ces défauts corporels qui viennent du vice des ſolides, pourroient-ils ſe tranſmettre? Comment, & par quelles voies des vices organiques, comme ceux-là, paſſeroient-ils ſur les germes qui peuvent donner des ſucceſſeurs à ceux qui en ſont attaqués ? La poſſibilité de cette tranſmiſſion ne paroît pas concevable. J'ai vu, & cette obſervation eſt des plus expérimentales, un très-grand nombre d'épileptiques ; ſans en avoir pu découvrir un ſeul, dont les parens ayent été attaqués de cette maladie. * Ainſi je penſe

* J'ai dit un mot de cette maladie,

que quand on ſçauroit par révélation qu'il y a véritablement des cauſes héréditaires de maladie ; il n'y auroit point de connoiſſan-

parce que les Auteurs en parlent tous (par ſimple allégation) comme d'une maladie héréditaire : j'ai eu occaſion de voir dans différens Hôpitaux des épileptiques de toutes les eſpèces ; je me ſuis toujours informé avec ſoin de l'état des parens, & l'on m'a toujours aſſuré qu'ils n'avoient jamais reſſenti les attaques de cette fâcheuſe maladie. On ne ſe marie point ordinairement avec un pareil fonds. Au reſte quelques exemples qu'on pourroit peut-être m'opppoſer à ce ſujet, ne feroient point preuve contre ce que j'avance. Les bons Praticiens ſçavent que cette maladie peut être l'effet d'une gran de quantité de cauſes différentes, ainſi on ne pourroit en établir la tranſmiſſion héréditaire, que par une ſuite d'obſervations poſitives, ce à quoi on ne parviendra pas.

ce plus ſtérile, ſuivant ce que nous venons de dire ſur la production d'une maladie par des cauſes différentes, & ſur le déguiſement d'une cauſe ſous différens effets; pernicieuſe fécondité, dont nous ignorons entiérement les bornes.

J'augurerois fort mal du mémoire que j'ai l'honneur de préſenter à l'Académie des Sciences de Dijon, ſi les différens membres qui la compoſent ne réuniſſoient aux lumieres & aux talens qui les diſtinguent, l'eſprit d'équité & de diſcernement qu'on leur connoît. Mon travail n'eſt point étranger à la propoſition de l'Académie; & ne doit point m'exclure de la récompenſe honorable que cette illustre Société doit accorder ; en cas que mes raisons lui paroissent assez solides pour être opposées aux explications spécieuses, & peut être satisfaisantes, que d'autres concurrens, supérieurs en sçavoir, auront communiquées. J'ai cru, dans le parti que j'ai pris, me conformer entiérement à l'objet de l'Académie, qui n'a d'autres vues que la perfection & les progrès de l'art de guérir. Animé par de semblables motifs, j'ai présumé que, si mes raisons pouvoient mériter quelque attention, l'Académie ne donneroit point son approbation à des dissertations, écrites avec plus de goût & de précision, mais fondées sur un préjugé, qui muni d'un ſuffrage auſſi reſpectable, paſſeroit à la poſtérité, & deviendroit très-difficile à détruire.

Sub judice lis eſt.

ADDITIONS.

QUAND je fis le Mémoire précédent, je ne connoiſſois aucun ouvrage qui traitât particuliérement des maladies héréditaires. Le catalogue des livres de M. le Breton Libraire du Roi m'en a depuis indiqué un dont je n'ai pas manqué de faire l'acquiſition : il a pour titre... *Brevis Diſſertatio de Morbis hæreditariis*, *autore Roberto Lyonnet*, *Anicienſi*, *Doctore*

Medico, & almæ Facultatis Medicæ Valentinæ Decano, Consiliario & Medico Regio. Quâ probatur, affectus morbosos quibuscum LUDOVICUS XIII. *Rex Galliæ & Navarræ Christianissimus conflictatus est, fuisse adventitios, non profectitios, non hæreditarios......* Petite Differtation sur les maladies héréditaires, par Robert Lyonnet, du Puy en Velay, Doyen de la Faculté de Médecine de Valence, &c. par laquelle il est prouvé que les maladies dont Louis XIII. a été attaqué, étoient accidentelles & non héréditaires. Cet ouvrage imprimé en 1647. contient 87 pag. in-4°. sans y comprendre deux Epitres dédicatoires, l'une à la Reine Anne d'Autriche mere de Louis XIV. & Régente du Royaume ; & la seconde aux Docteurs en Médecine de la Faculté de Paris.

Un traité particulier sur la matiere contentieuse qui fait l'objet de mon mémoire, excita ma curiosité: Je ne fus pas surpris de trouver à l'ouverture de cet ouvrage, que l'Auteur croyoit aux maladies héréditaires ; & je vis en même-tems, avec une sorte de satisfaction, que mes idées contre l'existence de ces maladies étoient conformes aux siennes. Pour expliquer ce Paradoxe, j'exposerai sommairement l'opinion du Docteur Lyonnet ; en donnant une idée générale de sa dissertation, sans m'attacher à l'ordre qu'il y a suivi.

On ſçait que LOUIS XIII. qui avoit joui dans ſa jeuneſſe d'une fort bonne ſanté, en eut une fort chancellante pendant les quinze dernieres années de ſa vie. LOUIS XIV. étant Dauphin, eut quelques indiſpoſitions dont l'Auteur donne l'Hiſtoire par forme de digreſſion.

Il avoit été décidé entre les Médecins du Roi que l'uſage de la bouillie étoit fort préjudiciable aux enfans nouveaux nés, & qu'il ne falloit en conſéquence d'autre nourriture au Dauphin, pendant les premiers mois, que celle qu'il tireroit de ſa nourrice. On en retint deux, dont l'une étoit une femme de condition, fort recommandable par les bonnes qualités du corps & de l'eſprit : le premier Médecin avoit conjecturé que le lait de cette Dame ne convenoit point au jeune Prince ; l'expérience parut confirmer ce jugement : Le Dauphin fut 25 ou 26 jours ſans dormir ; il pleuroit continuellement, il avoit des tranchées, & ſes ſelles étoient verdâtres. On propoſa en vain de changer la nourrice ; toutes les Dames chargées du ſoin du Prince furent d'un avis contraire : elles étoient dans l'opinion que tous ces accidens étoient favorables & d'un bon augure. Enfin, au bout d'un mois il fut attaqué de mouvemens convulſifs fréquens, il ſecouoit continuellement la tête, & ſalivoit beaucoup. Il lui vint des pustules de galle sur le haut du front, elles se répandirent ensuite sur les joues; & enfin tout le corps en fut couvert. On fit un nouvel examen du régime de vie de la nourrice; la qualité de son lait parut suspecte aux gens de l'art; mai sd'autres tâchoient de persuader au Roi & à la Reine que le lait de la nourrice étoit bien conditionné, & qu'on ne devoit point s'allarmer des pustules qui couvroient le corps du Dauphin; parce que leurs Majestés avoient été dans le même cas au même âge. Le premier Médecin insistoit toujours sur la mauvaise qualité du lait qu'il croyoit trop échauffé: il représenta le danger dont la vie du Prince avoit été menacée, en aſſurant qu'il ſeroit mort ſi la nature n'avoit dépoſé la matiere des puſtules ſur l'extérieur du corps, & que la rentrée de cette matiere étoit capable de le faire périr. La Reine conſentit enfin au choix d'une autre nourrice; on s'apperçut alors que celle qu'on renvoyoit avoit une gerſure ulcérée à la mammelle.

On eut d'abord des marques que le changement de lait convenoit à la ſanté du jeune Prince. Il devint plus tranquille, ſon ſommeil fut moins interrompu, il n'eut plus la peau auſſi brulante qu'il l'avoit eue auparavant; mais il ſurvint auſſi à cette ſeconde nourrice un ulcere au mamellon, ce qui ne lui permit pas de continuer ſes fonctions; on fut obligé de prendre des femmes de la campagne; mais accoutumées à manquer du néceſſaire, & transférées à la Cour, elles perdoient fort promptement leur lait, ſoit par le changement de vie; ſoit par celui qu'opéroit en elles la timidité. On en trouva une qui allaita le Dauphin pendant trois ſemaines, & à laquelle la fiévre prit avec un ulcere au ſein.* Il arriva enfin une femme de Poiſſi qui donna la mammelle au Prine pendant quatre mois; ſa gale diſparut entiérement, & il recouvra une ſanté parfaite.

L'Auteur conclut de toutes ces ciconſtances que la maladie du Dauphin ne venoit point d'un principe héréditaire; *non à ſemi-*

* Il y a apparence que ces ulcéres venoient de l'action des deux dents que Louis XIV. avoit lorſqu'il vint au monde.

nali potentissimorum parentum principio, mais qu'elle avoit pour cause un vice humoral contracté par l'usage d'un mauvais lait.

Tout l'objet de cette dissertation étoit de tranquilliser l'esprit de la Reine-Mere. Pour y parvenir le Docteur Lyonnet entre dans tous les détails de la vie privée de Louis XIII. Cet ouvrage est une espece de journal où l'on expose les différentes indispositions de ce Prince, son inatention à observer le régime qu'on lui prescrivoit, les remontrances pathétiques du premier Médecin, les instances du Cardinal de Richelieu, & le peu d'égards que le Roi avoit pour toutes ces représentations : enfin on se propose de faire voir que malgré ſon tempérament qui étoit originairement fort bon, il avoit été la victime de l'inobſervation des conſeils ſalubres qu'on lui avoit donnés, & du mauvais régime qu'il avoit ſuivi.

Ce Prince avoit une averſion inſurmontable pour les choſes apprêtées ſimplement; il vouloit de la variété dans les mets; il aimoit particuliérement les fritures, les ragoûts, les viandes ſalées, les ſauces, les gâteaux, & toutes les pâtiſſeries où il entre beaucoup de ſucre; il ne prenoit jamais de bouillon, il ne pouvoit ſouffrir les viandes bouillies; il rejettoit même le pain, à moins qu'il ne fût rôti. Il avoit contracté ces mauvaiſes habitudes par la faute de quelques perſonnes, qui pour gagner ſes bonnes graces lorſqu'il étoit encore enfant, lui apportoient ſecrettement tous les matins des sauciſſons pour déjeuner ; il bûvoit enſuite un grand verre de ratafiat : ce régime déréglé lui avoit totalement altéré les organes de la digeſtion. Il faiſoit auſſi beaucoup d'excès à la chaſſe ; il y paſſoit ſouvent les nuits, ſans aucun égard aux ſaiſons. L'ardeur du ſoleil, la pluye, la neige, la glace, la boue, tout lui étoit égal : il alloit la tête découverte, & étoit toujours fort légérement vêtu, pendant le froid comme dans la ſaiſon la plus chaude.

Les peines infinies que ce Monarque ſe donna pour calmer les troubles dont ſon Royaume étoit agité, ne lui firent rien changer à ſon mauvais régime : Auſſi mena-t'il la vie la plus triſte. Il avoit preſque toujours la fiévre, il étoit ſujet aux inflammations de bas-ventre & à la goutte ; il étoit continuellement altéré, & n'avoit jamais d'appetit, &c. Il réſulte de toutes ces circonſtances, qui ſont détaillées très-au long dans la Diſſertation du Docteur Lyonnet, que Louis XIII. avoit entiérement changé ſa conſtitution primitive par le mauvais uſage qu'il avoit fait des choſes non-naturelles ; & ſon état valétudinaire n'étant point originel, on aſſure à la Reine-Mere que la ſanté du jeune Roi n'en ſouffrira en aucune façon.

L'Auteur traite assez succinctement la question des maladies héréditaires. Il convient que rien n'est plus ordinaire que de voir à des peres insensés des enfans raisonnables ; des enfans grands & bienfaits dont les parens sont petits & mal tournés ; & que des personnes distinguées par les graces du corps & de l'esprit engendrent des enfans privés de ces avantages, & qui naissent avec de mauvaises inclinations. Il n'oublie point le Proverbe Latin qui dit expressément que la lignée des héros, des grands hommes, leur ressemble rarement ; *heroum filii noxæ & amentes Hippocratis filii.*

Le Docteur Lyonnet rapporte comme un sentiment presque généralement reçu, que les filles dont les meres ont été débauchées ou abandonnées au luxe, ſont plus ſag.s & plus ménageres que d'autres. Il dit que les maladies héréditaires doivent venir ou de l'humeur ſpermatique ou du ſang de la mere : il exclut le ſang de la mere, parce qu'il ne ſert qu'à la nourriture du fœtus, & qu'il n'entre pour rien dans ſa conſtitution organique. *Cùm ad editi jam animalis potiùs alimoniam quàm conſtitutionem concurrat, nec in h bitum tranſeat.* Les maladies qui tireroient leur origine du ſang de la mere, ne doivent pas être plutôt réputées héréditaires que celles qui réſultent de la mauvaiſe qualité du lait : *Nec magis cenſendi ſunt à materno ſanguine profecti hæreditarii, quàm qui lactis vitio contingunt.* Cette théorie eſt abſolument la même que celle que j'avois poſée ſans avoir lu l'ouvrage dont je parle. Si le fœtus reçoit quelques impuretés du ſang de ſa mere, elles ſont, ſelon notre Auteur, la cauſe des gonflemens des glandes, de l'écoulement de la ſalive, de la gale, de la teigne, de la petite vérole & d'autres maladies auxquelles les enfans ſont ſujets. Il penſe que la diſpoſition héréditaire aux maladies (*morborum ſeminarium*) doit être imprimée dans la ſemence; parce que c'eſt de la ſemence que ſont formées les parties ſolides du corps, & que les déſordres qui affectent les parties solides sont immuables ; *cùm à semine solidæ partes effingantur , & earum affectus sint in habitu , ipsis congeniti morbi , non datis induciis , continuò corpus exercebunt , nec usquàm curationem recipient.*

Ce sont précisément de pareilles idées qui me font croire qu'il n'y a point de maladies héréditaires ; je demande toujours comment & par quelles voyes le vice des solides se pourroit transmettre ? Le Docteur Dyonnet tâche d'expliquer cette transmission par l'esprit séminal, par l'esprit ætheré qui préside à la forme que prend la matiere , & qui peut en recevoir des altérations : mais la Physique ne s'accommode pas de ces expreſſions faſtueuſes qui ne ſignifient pas plus que les qualités occultes des Anciens.

Pour preuve que le principe vivifiant, l'eſprit prolifique, peut être altéré par la matiere; notre Auteur rapporte l'exemple des plantes qui dégénerent viſiblement lorſqu'elles ſont changées de terre & de climat, quoique la ſemence ſoit par-tout la même. Cet exemple paroît porter à faux, puiſque cette eſpece de *degénération*, ſi l'on oſe ſe ſervir de cette expreſſion, dépend des cauſes extérieures, & non d'un vice communiqué; ce qui ſeroit néceſſaire pour établir, par analogie, le ſyſtême des maladies héréditaires. Le genre animal fournit auſſi-bien que le végétal des preuves de ces variations M. Morin de l'Académie Royale des Belles-Lettres a proposé dans le cinquiéme Tome des Mémoires de cette compagnie une question naturelle & critique, *sçavoir*, *Pourquoi les cignes qui chantoient autrefois si bien, chantent aujourd'hui si mal*. Les variations, dit cet Académicien, ne sont pas étonnantes dans l'espece du genre humain ; mais elle sont fort rares chez les animaux, parce que suivant dans leurs alliances la seule voye de la nature sans aucun détour circonflexe, ils transmettent beaucoup plus fidélement à leurs descendans leurs images, & leurs ressemblances conformément aux premieres intentions du Créateur.

Est

Est in juvencis, est in equis patrum
Virtus, nec imbellem feroces
Progenerant Aquilæ columbam.

Mais pourquoi, dit M. Morin, les cignes seroient-ils seuls exceptés de cette régle générale ? Les rossignols d'aprésent chantent aussi bien, & peut-être mieux, que le premier rossignol qui a été créé. La différence des climats fournit une raison solide de la *dérogeance* des cignes. Les animaux transplantés changent presque de nature aussi-bien que les arbres & les plantes : les lions & les tigres de l'Afrique perdent beaucoup de leur férocité dans les païs froids; les ours y changent même de couleur; & de noirs, ils y deviennent blancs : Les reptiles les plus dangereux y perdent leur venin, soit par la différente température de l'air ; (c'est toujours M. Morin qui parle) ou par une vertu spécifique attachée par une grace spéciale aux terres septentrionales, comme le prétendent les Hybernois zélateurs de leur patrie : il en est de même des oiseaux ; les changemens de Zone froide, chaude tempérée font sur eux à peu près les mêmes effets que ceux des saisons.

Ces variations ne décident donc rien en faveur de la question des maladies héréditaires, puisqu'elles ne viennent poiut d'un principe interne & de dispositions inhérentes & immuables ; mais qu'elles dépendent uniquement des choſes non-naturelles qui ſont toutes extérieures.

Les hommes ſont ſoumis à cette régle générale comme les plantes & les animaux. Leur caractère & leur tempérament dépendent d'une infinité de choſes extérieures qui peuvent être variées à l'infini : c'eſt une vérité reconnue en Médecine. Mais écoutons là-deſſus un homme célebre, l'Auteur de l'Eſprit des Loix : il fait voir quelles ne ſont différentes que parce qu'elles doivent être relatives au caractere de l'eſprit & aux paſſions du cœur, leſquelles ſont extrémement différentes dans les divers climats. » Dans les païs » du Nord, la machine, dit cet Au-

» teur, eſt ſaine & bien conſtituée,
» mais elle eſt lourde, & trouve
» ſes plaiſirs dans tout ce qui peut
» remettre les eſprits en mouve-
» ment, comme la chaſſe, les
» voyages, la guerre, le vin. Vous
» trouverez, continue-t'il, dans les
» climats du Nord, peu de vices,
» aſſez des vertus, beaucoup de
» ſincérité & de franchiſe. Appro-
» chez des païs du Midi, vous
» croirez vous éloigner de la mo-
» rale même. Des paſſions plus
» vives multiplieront les crimes,
» & chacun cherchera à prendre
» ſur les autres les avantages qui
» peuvent favoriſer ces mêmes
» paſſions (*a*).

(*a*) Eſprit des Loix Liv. 14 Chap. 2. Tome 1.

Si ces dégénérations dépendent des choſes extérieures, comme il n'eſt pas poſſible d'en douter ; elles ne fourniſſent aucun argument favorable à la tranſmiſſion des Maladies héréditaires, puiſque la cauſe prétendue de ces Maladies devroit être inhérente, ſuivant le ſentiment même des Auteurs qui ont particuliérement traité cette queſtion.

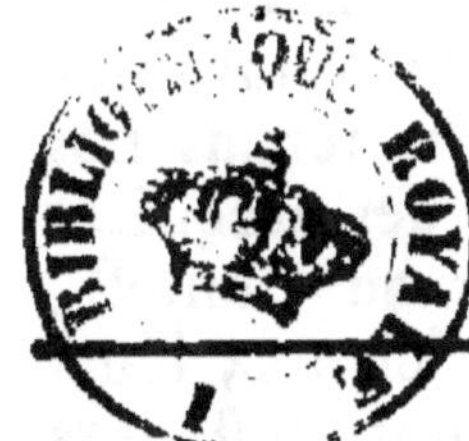

FIN.

Faute à corriger.

Pag. 7, *lig.* 3, contradictoires, *liſ.* contraires.

APPROBATION.

J'AI lû par ordre de Monſeigneur le Chancelier, un Manuſcrit intitulé : *Diſſertation ſur la Queſtion.... comment ſe fait la tranſmiſſion des Maladies héréditaires*, par M. Louis, Maitre-ès-Arts, Chirurgien, &c. & je n'y ai rien trouvé qui puiſſe en empêcher l'impreſſion. A Paris ce 21 May 1749.

MORAND.

PRIVILEGE DU ROI.

LOUIS, PAR LA GRACE DE DIEU, Roi de France & de Navarre : A nos amez & feaux Conſeillers, les Gens tenans nos Cours de Parlement, Maîtres des Requêtes ordinaires de notre Hôtel, Grand Conſeil, Prevôt de Paris, Baillifs, Sénéchaux, leurs Lieutenans Civils, & autres nos Juſticiers qu'il appartiendra, SALUT. Notre bienamé le Sr. DELAGUETTE, Libraire Imprimeur, Nous a fait expoſer qu'il déſireroit faire imprimer & donner au Public un Ouvrage qui a pour titre : *Diſſertation ſur la Queſtion... comment ſe fait la tranſmiſſion des Maladies héréditaires*. S'il nous plaiſoit lui accorder nos Lettres de Permiſſion pour ce néceſſaires : A CES CAUSES, voulant favotablement traiter l'Exposant, Nous lui avons permis & permettons par ces Présentes de faire imprimer ledit Ouvrage en un ou plusieurs Volumes, & autant de fois que bon lui semblera, & de le faire vendre & débiter par tout notre Royaume pendant le tems de trois années consécutives, à compter du jour de la date des Présentes : Faisons défenses à tous Libraires, Imprimeurs, & autres personnes, de quelque qualité & condition qu'elles soient, d'en introduire d'impression étrangere dans aucun lieu de notre obéissance ; à la charge que ces Présentes seront enregistrées tout au long sur le Registre de la Communauté des Libraires & Imprimeurs de Paris, dans trois mois de la date d'icelles, que l'impression dudit Ouvrage sera faite dans notre Royaume, & non ailleurs, en bon papier & beaux caracteres, conformément à la Feuille imprimée attachée pour modéle sous le contre-Scel des Présentes, que l'Impétrant se conformera en tout aux Réglemens de la Librairie, & notamment à celui du 10 Avril 1725 ; qu'avant de l'Exposer en vente, le Manuscrit, qui aura servi de Copie à l'impression dudit Ouvrage, sera remis dans le même état où l'Approbation y aura été donnée ès mains de notre très-cher & féal Chevalier le Sieur DAGUESSEAU, Chancelier de France, Commandeur de nos Ordres, & qu'il en sera ensuite remis deux exemplaires dans notre Bibliothéque publique, un dans celle de notre Château du Louvre, & un dans celle de notredit très-cher & féal Chevalier le Sieur DAGUESSEAU, Chancelier de France; le tout à peine de nullité desdites Présentes : Du contenu desquelles vous mandons & enjoignons de faire jouir ledit Exposant & ses ayant cause, pleinement & paisiblement, sans souffrir qu'il leur soit fait aucun trouble ou empêchement. Voulons qu'à la Copie des Présentes, qui sera imprimée tout au long au commencement ou à la fin dudit Ouvrage, foi soit ajoutée comme à l'Original. Commandons au premier notre Huissier ou Sergent sur ce requis, de faire pour l'éxécution d'icelles tous Actes requis & nécessaires, sans demander autre permission, & nonobstant Clameur de Haro, Charte Normande & Lettres à ce contraires. CAR tel est notre plaisir. DONNE' à Paris le septiéme jour du mois de Juin, l'an de grace mil sept cent quarante-neuf, & de notre Regne le trente-quatriéme. Par le Roi en son Conseil.

Signé, SAINSON.

Registré sur le Registre XII. de la Chambre Royale des Libraires & Imprimeurs de Paris N. 182. fol 170. conformément au Réglement de 1723. qui fait défense art. 4. à toutes personnes de quelque qualité qu'elles soient, autres que les Libraires & Imprimeurs, de vendre, débiter & faire afficher aucuns Livres pour les vendre en leurs noms, soit qu'ils s'en disent les Auteurs ou autrement; & à la charge de fournir huit Exemplaires prescrits par l'art. 108. du même Réglement. A Paris ce 13 Juin 1749.

CAVELIER, *Syndic.*

www.ingramcontent.com/pod-product-compliance
Lightning Source LLC
LaVergne TN
LVHW050422160826
845677LV00002BA/495

* 9 7 8 2 3 2 9 7 3 5 2 3 8 *